TARIF MÉDICAL OUVRIER

dit des « Mutuelles »

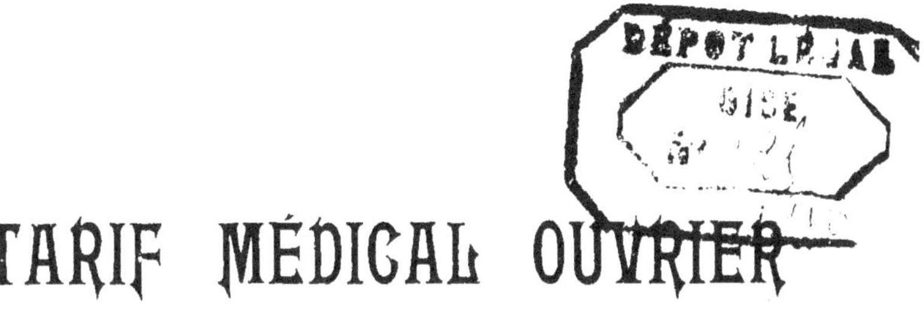

TARIF MÉDICAL OUVRIER

dit « des Mutuelles »

I. — Soins médicaux. Tarif.

La rémunération des services des médecins doit
être effectuée, *suivant l'importance des soins donnés,*
d'après le tarif ci-dessous, généralement adopté sous
le nom de *Tarif ouvrier.*

1º *Certificats.*

A. Le certificat délivré au 'chef d'entreprise pour
   la déclaration à la mairie en application de la
   loi du 9 avril 1898, entraine une responsabilité
   analogue à celle qui résulte d'une constatation
   médico-légale et doit être rémunéré comme
   celle-ci, soit .... 5 fr.
   (Voir tarifs médico-légaux de 1893).
B. Une somme de cinq francs doit être attribuée
   pour payer le certificat signalant la reprise du
   travail.......................... 5 fr.
C. Tout rapport supplémentaire qui pourrait être
   demandé dans des cas litigieux sera payé
   comme le premier certificat délivré au pa-
   tron.......................... 5 fr.
N. B. Il appartiendra aux juges de paix d'indem-
   niser le médecin pour le rapport médico-légal
   qu'il serait appelé à lui demander en vertu
   de la loi du 9 avril 1898.

2º *Soins médicaux proprement dits.*

1º En matière d'accidents et de traumatismes,
l'unité d'où il convient de partir est le *pansement
simple* qui est la raison d'être de la consultation et
se compte comme celle-ci dans lo *tarif ouvrier,* à
2 fr.......................... 2 fr.

Le pansement simple comporte : *lavage, asepsie* et *occlusion* d'une plaie de petite surface, sans usage d'instruments.

2° *Sont considérés comme équivalant au double de cette unité, c'est-à-dire tarifés à*............ 4 fr.

a) Le petit débridement, les petites incisions, la ponction au bistouri ou au thermocautère ;
b) L'anesthésie locale ;
c) Le rapprochement des lèvres d'une plaie par suture unique ;
d) L'ablation d'une esquille, d'un ongle semi-détaché, de parties molles condamnées, d'une pointe osseuse nuisible à la cicatrisation ;
e) L'hémostase par tamponnement, compression, coagulants, etc. ;
f) La séance de massage, d'électrisation ;
g) La saignée générale. L'application de ventouses ;
h) Les opérations de diagnostic avec instruments spéciaux, spéculum, cathétérisme, laryngoscope, etc.

3° *Sont tarifés à cinq fois le prix du pansement simple, c'est-à-dire à* 10 fr................ 10 fr.

a) Les grands pansements de brûlures, de gangrène, de délabrements étendus, de plaies post-opératoires ;
b) L'hémostase par ligature d'artère au fond d'une plaie ;
c) La réunion par sutures multiples ;
d) Le traitement de l'asphyxie ;
e) L'évacuation de foyers sanguins par larges incisions ;
f) L'extraction difficile de corps étrangers de l'œil, de l'oreille, d'une plaie étroite ;
g) Les lavages du sang, les injections de sérum non répétées ;
h) La réduction facile de luxations, cédant aux méthodes de douceur : des phalanges, de la clavicule, du maxillaire inférieur et de l'épaule, quand ces deux dernières sont à répétition ;
i) La contention des fractures simples des côtes, de l'omoplate, du sternum, des os du crâne, de la colonne vertébrale et du bassin, quand elles ne nécessitent pas d'interventions spéciales ;

j) La réduction et la contention des fractures du doigt, des métacarpiens, des métatarsiens ;

k) Le taxis simple ;

l) Le traitement de l'entorse du poignet et du cou-de-pied, qu'il y ait ou non fracture voisine du radius ou du péroné.

4° *Sont tarifés à 10 fois le prix de pansement simple, c'est-à-dire à 20 francs............ 20 fr.*

a) L'anesthésie générale, dont le prix s'ajoute à celui des interventions qui la réclament ;

b) Le traitement des luxations du maxillaire inférieur et du poignet ;

c) L'amputation d'un doigt ou d'un orteil ;

d) Les fractures simples de la diaphyse de l'humérus, des os de l'avant-bras, de la clavicule, du maxillaire inférieur ;

e) Les ligatures de la cubitale, de la radiale au niveau ou au-dessous du poignet ;

f) Le taxis prolongé.

5° *Sont tarifés enfin à des prix variables, entre un maximum et un minimum, les opérations suivantes dont les difficultés sont plus ou moins grandes suivant des circonstances qui ne sauraient être prévues d'avance :*

	fr.	fr.	fr.
a) Arrachement du cuir chevelu......	20	30	50
b) Enfoncement des os du crâne réclamant au besoin la trépanation...	30	50	100
c) Opération sur l'œil, l'oreille, du domaine du spécialiste............	(à débattre).		
d) Opération d'autoplastie compliquée portant sur la face, etc...........	(à débattre).		
e) Ligatures de la faciale, de la temporale............	30	40	50
— de la linguale, de la carotide ant......................	150	200	250
f) Trachéotomie,.................	50	75	100
g) Laparotomie, suivant les opérations, dont elle peut n'être que le premier temps..............	»	»	»
h) Kélotomie.......................	50	100	150
i) Ponction de la vessie.............	20	25	30

k) Uréthrotomie externe.............	30	50	100
l) Ligatures sous-clavière, iliaque externe....................	100	150	200
— humérale, fémorale, poplitée.	30	40	50
— cubitale, en haut et à la partie moyenne................	30	40	50
— radiale, tibiale, péronière, etc.	30	40	50
m) Amputation ou désarticulation d'un ou plusieurs métacarpiens ou métatarses....................	50	60	80
n Désarticulations du poignet, médio-carpienne, tibio-tarsienne, Chopart, Lisfranc..............	100	150	200
Amputations d'avant-bras, bras, coude....................	100	150	200
— jambe, cuisse genou........	150	200	250
o) Désarticulation de l'épaule........	150	200	250
Désarticulation coxo-fémorale.....	200	250	300
p) Réduction, contention et mobilisation de			
Luxation du coude................	30	50	100
— de l'épaule.............	30	50	100
— du cou-de-pied..........	30	50	100
— du genou...............	30	50	100
— de la hanche.............	100	150	200
q) Réduction, contention et mobilisation de fracture communitive de la diaphyse des os longs.........	50	100	150
Fracture intra ou juxta-articulaire			
— du coude................	50	100	150
— de l'épaule.............	50	100	150
— du genou...............	50	100	150
— du cou-de-pied.....	50	100	150
Fracture du tibia, des deux os.....	50	100	150
— de la jambe, du fémur à la partie moyenne....	50	100	150
— de la rotule, etc..........	50	100	150
— du fémur près de la hanche, etc., etc..........	100	150	200

Dans l'élaboration de ce tarif les honoraires sont fixés à un chiffre sérieux dans tous les cas d'intervention grave, de sinistres pouvant amener de longues incapacités de travail. Le but, est de faciliter, pour le plus grand bien des blessés : 1° l'emploi de toutes les ressources nouvelles qui permettent de bonne heure le diagnostic et particulièrement la radiographie dans l'examen des lésions du squelette ; 2° le recours à l'aide de confrères qu'il vous sera ainsi possible de rémunérer ; 2° le concours de chirurgiens connus ou de spécialistes appréciés ; 4° enfin l'emploi des moyens destinés à combattre l'atrophie musculaire, l'ankylose, l'arthrite, la périarthrite, l'ostéite tuberculeuse, etc., etc.

II. Forfait de 15 francs.

Pourront être compris dans un forfait de 15 francs en prévision d'un traité à une Société d'assurance, les sinistres suivants :

1° Ceux qui n'auront comporté que les certificats ; des soins de la première ou de la deuxième des catégories mentionnées ci-dessus ; la surveillance du sinistre ;

2° Ceux qui n'auront comporté que les constatations d'un décès ;

3° Ceux qui n'auront comporté que la délivrance des certificats, le pansement provisoire avant le transfert à l'hôpital, et la constatation de guérison ou d'infirmité ;

4° Les sinistres rejetés soit pour cause de simulation, soit parce qu'ils n'entraîneront pas, vu leurs causes, l'une des responsabilités garanties par l'article 3 des statuts de la *Participation*.

Seront exclus de ce forfait et devront faire l'objet d'un mémoire supplémentaire avec production s'il y a lieu, de pièces justificatives.

1° Les certificats supplémentaires ;

2° Le total des kilomètres parcourus à l'aller et au retour hors de la commune de résidence (au tarif local).

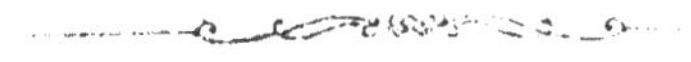

Clermont (Oise). — Imp. Daix frères.

www.ingramcontent.com/pod-product-compliance
Lightning Source LLC
LaVergne TN
LVHW011937170726
843501LV00011BA/4460